$T_c^{25}$

66

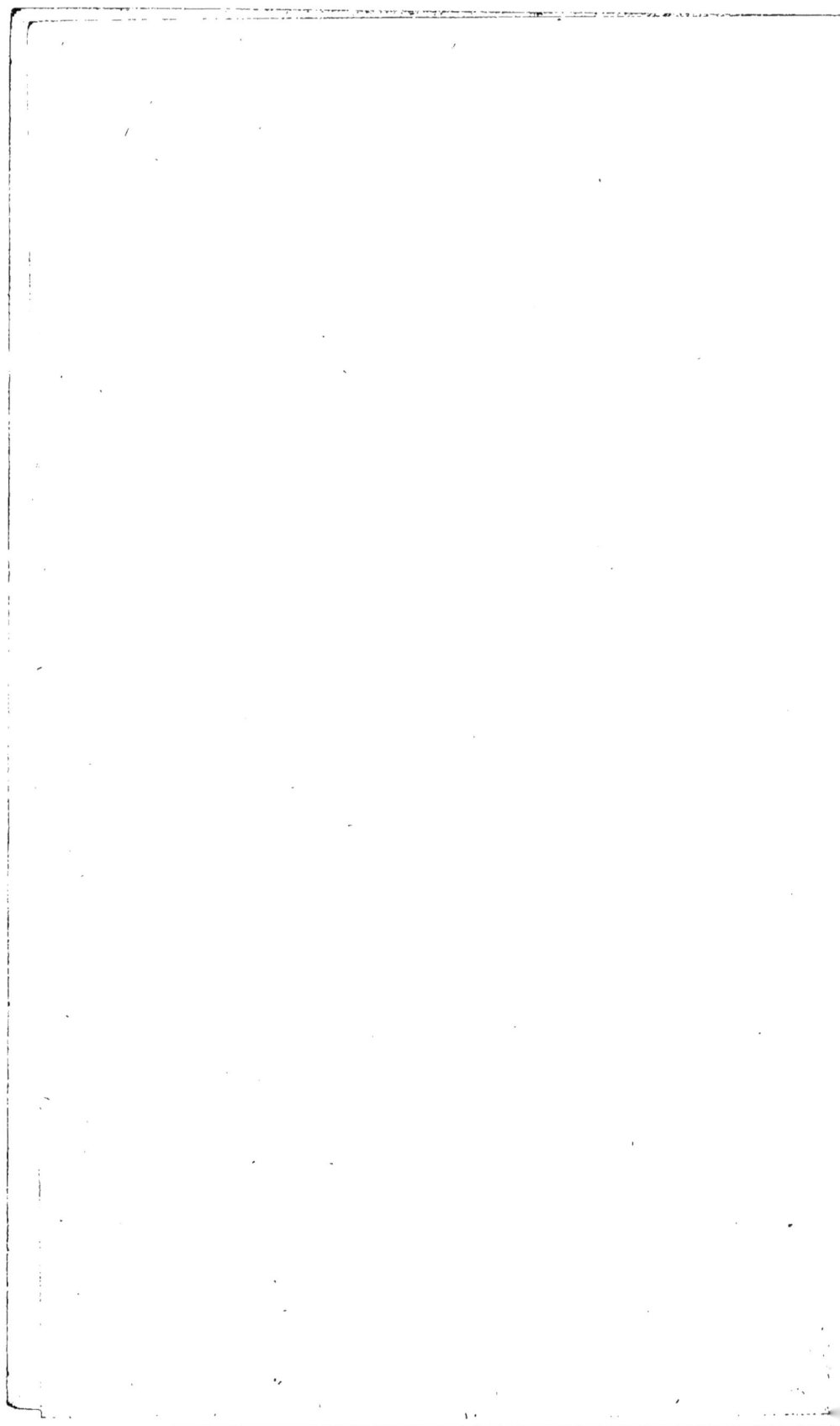

# DES EAUX

## EN GÉNÉRAL

## ET DE CELLES DE CLERMONT

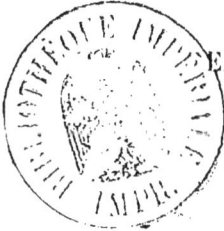

### EN PARTICULIER,

PAR

## Le docteur DECUIGNIÈRES,

MEMBRE DU CONSEIL D'HYGIÈNE ET DE SALUBRITÉ DE CLERMONT

———— ❦ ————

**CLERMONT (Oise),**

Imprimerie de CHARLES HUET, rue de Condé, 71

——

**1863.**

# DES EAUX

## EN GÉNÉRAL

# ET DE CELLES DE CLERMONT

## EN PARTICULIER.

---

Depuis quelques années on s'est beaucoup occupé en France et en Angleterre de l'étude des eaux, sous le rapport de leurs propriétés comme boisson, et de leur emploi dans l'économie domestique. Dernièrement, à l'occasion de la distribution des eaux de la ville de Paris, de longues discussions ont eu lieu à l'Académie de médecine, mais, malgré tout le talent des médecins qui y ont pris part, les questions posées n'ont pas été complétement résolues.

Ces questions étaient particulièrement celles-ci : Quelle influence peut avoir sur la santé l'usage, comme boisson, des eaux de puits, de source, de rivière, de neige ou de pluie, des eaux plus ou moins pures, chimiquement parlant, de celles très-chargées de matières calcaires et organiques? Quelles sont celles que l'on doit préférer ?

La solution principale a été que l'homme peut indifféremment consommer toute espèce d'eau, pourvu qu'il ne tombe pas dans les extrêmes.

Si les débats de l'Académie n'ont pas eu des conclusions plus précises, ils ont du moins montré combien est grande la lacune dans la science hydrologique, et le champ vaste pour de nouvelles investigations.

Nous nous bornons, pour notre part, aujourd'hui, à exposer quelques considérations sur les eaux douces en général, et sur celles de la ville de Clermont en particulier.

Les eaux doivent être étudiées dans quatre conditions, par rapport à leur origine : les eaux pluviales, les eaux de puits, les eaux de source ou de fontaine et les eaux de rivière.

Les eaux pluviales varient en quantité, suivant les localités et les saisons ; mais, pour un même lieu, il existe une moyenne assez constante. A Clermont, d'après des observations pluviométriques que nous avons recueillies pendant quatre ans, il est tombé, en moyenne, par an, 65 centimètres d'eau, et le maximum, un jour d'orage, a été de $0^m,045$.

L'origine de l'eau de pluie doit faire supposer que sa composition est assez régulière : elle est due à la vaporisation de l'eau de la mer et à l'action des vents qui en emportent des quantités notables sous forme de fines molécules. C'est à ces molécules dispersées dans l'atmosphère que l'on doit la perception de la saveur salée sur les lèvres, quand on séjourne sur les bords de la mer ; c'est également à elles qu'il faut reporter l'oxydation rapide de tous les instruments ou ustensiles à bord des vaisseaux. Aussi trouve-t-on dans l'eau de pluie plusieurs des sels de l'eau de la mer ; il est même probable qu'ils s'y rencontrent tous.

Les phénomènes météorologiques ajoutent encore à l'eau de pluie d'autres éléments. L'électricité dans les temps d'orage donne naissance à de l'acide nitrique, en combinant l'oxygène et l'azote. Les décompositions organiques fournissant à l'atmosphère de l'ammoniaque, il en résulte, qu'indépendamment des sels marins, l'eau de pluie contient des nitrates ou des carbonates d'ammoniaque, éléments très-variés et propices à la végétation.

L'eau de neige est encore un peu plus pure que l'eau de pluie, elle contient moins d'acide carbonique et d'air, elle passe pour favorable à la végétation ; nous pensons que c'est plutôt d'une manière passive qu'active, que c'est en préservant les plantes des grands froids et en pénétrant le sol d'une manière plus parfaite.

L'eau de neige, ainsi que l'eau de glace, ne doit être bue qu'après son aération prolongée, car elle est fade au goût et pesante à l'estomac. Il est d'expérience que les eaux légèrement chargées de sels calcaires et des gaz de l'atmosphère plaisent mieux et sont mieux digérées.

L'eau de pluie recueillie directement dans des vases de verre ou de porcelaine est la plus pure que l'on puisse se procurer à l'état naturel. Elle s'altère très-lentement ; nous en avons conservé deux ans dans des bouteilles légèrement bouchées et exposées aux variations de température, sans pouvoir constater de changement dans sa saveur ou sa limpidité.

Il en est tout autrement dans les réservoirs où on l'emmagasine ordinairement, elle ne tarde pas à se putréfier à cause des détritus organiques emportés des toits ou des terrasses.

Pour la conservation des eaux de pluie, les citernes les plus efficaces sont les citernes filtrantes de Venise ; il serait bien désirable de les voir plus répandues en tous pays, pour utiliser plus complétement les précieuses qualités de l'eau du ciel.

C'est uniquement à l'eau de pluie qui tombe sur la terre et la pénètre à des profondeurs variables, que les sources et les fontaines doivent leur existence. En filtrant à travers les différentes couches du sol, l'eau s'empare des matières solubles organiques ou inorganiques, elle subit des réactions nombreuses et complexes avant de se montrer avec ses caractères particuliers.

L'eau de puits renferme ordinairement la plus forte proportion de sels terreux, c'est-à-dire des carbonates, des sulfates et des chlorures de chaux et de magnésie. L'acide carbonique qui se dégage spontanément des couches profondes du sol, rend plus solubles les substances qui le sont peu, et l'eau, qui tient déjà quelques sels en solution, possède par cela même la vertu de s'approprier de nouveaux éléments. Mais si, par la composition du sol, l'eau, au lieu de dormir sur des fonds impénétrables, trouve, au moyen des pentes, un chemin pour reparaître au jour, elle perd dans les terres végétales une partie de son acide carbonique, de ses carbonates et surtout de ses sulfates, c'est pourquoi les eaux de source sont habituellement plus pures que les eaux de puits.

· Le mouvement et la lumière modifient profondément dans l'eau les éléments dissous. Le mouvement chasse un excès d'acide carbonique et précipite des sels de chaux dans une proportion sensible ; c'est pourquoi, dans les rivières, l'eau est particulièrement estimée au-dessous des cascades ou des vannes de moulin. A mesure donc que la distance à la source augmente, la proportion des sels calcaires diminue et les principes organiques prédominent. Le mouvement, l'air, d'une part, le soleil, les végétaux et les animaux aquatiques, de l'autre, ont la propriété de décomposer les détritus organiques libres ou combinés avec la matière minérale, de purifier et de conserver des eaux qui ont une tendance à la putréfaction.

Dans une même rivière, la composition de l'eau varie aussi suivant les affluents, suivant la nature des terrains parcourus, de sorte que les analyses ont besoin d'être très-multipliées pour servir utilement.

On peut dire *à priori*, et l'observation le confirme, que pour les besoins directs de l'homme, de l'industrie et de l'agriculture, la qualité de l'eau n'est pas indifférente, il est donc de première utilité de la connaître, pour se rendre compte de ses applications et de ses effets.

Quelles sont donc les bonnes eaux, les eaux passables, les eaux mauvaises ? Quel est le moyen de tirer le meilleur parti possible de celles dont on dispose ? Voilà des questions qu'il serait d'un grand intérêt de résoudre.

Les populations qui habitent les flancs ou les pieds des hautes montagnes, boivent de l'eau extrêmement pure, qui ne marque guère que 4 à 5 degrés hydrotimétriques, celles qui sont groupées le long des grands fleuves boivent de l'eau qui marque de 10 à 20 degrés, et celles qui sont dispersées sur les hauts plateaux n'usent que d'eau de puits qui marque de 35 à 100 degrés. Des maladies et des altérations organiques ont été attribuées à l'usage des eaux de montagne et à l'usage des eaux de puits, mais il n'y a d'observations ni assez nombreuses, ni assez sévères pour faire foi dans la science. Quand on songe de combien de modificateurs puissants est accompagnée l'action de l'eau sur l'économie animale, on reconnaît que c'est une étude des plus difficiles ; il faut tenir compte en effet de la température, de la salubrité du climat, du travail, de l'alimentation, de l'hygiène, etc.

Si les eaux de l'origine que nous avons indiquée n'ont pas sur la santé une influence encore bien appréciée, nous n'en conclueroos pas cependant que l'homme puisse boire indifféremment de l'eau distillée, de l'eau de puits, de l'eau de rivière ou de l'eau croupissante, car la science a ses préférences basées sur la logique. Quand l'analyse aura démontré dans une eau des substances qui, par leur nature ou leurs proportions, diffèrent notamment de celles que l'on rencontre dans les eaux reconnues bonnes, on pourra bien porter sur elles un jugement défavorable.

Le goût et l'odorat sont des instruments infaillibles et plus infaillibles que la chimie, pour apprécier la qualité des eaux. Toute eau trouvée bonne par l'homme ou les animaux dans leur état normal, peut être considérée comme bonne. N'oublions pas que nous ne parlons que des eaux bues à l'état naturel, tout ce que nous venons de dire ne s'applique qu'à elles.

Quand les eaux servent à la fabrication du pain, à la cuisson de la viande, des légumes, des fruits, à la préparation des boissons fermentées, des infusions aromatiques, des distillations, il faut tenir grand compte de leur nature. Moins elles sont chargées de matières calcaires ou organiques, meilleur est leur usage. Il est d'expérience vulgaire et rigoureusement constatée que la viande et les légumes farineux cuisent beaucoup mieux, beaucoup plus vite et avec plus de qualité dans de l'eau de pluie que dans de l'eau de rivière ou de puits.

Les boissons fermentées, telles que la bière et le cidre, possèdent des qualités qui varient, toutes choses égales d'ailleurs, suivant le degré de pureté des eaux en matière calcaire surtout.

Il en est de même du thé, du café et de toutes les infusions aromatiques.

Dans la cuisson de la viande, si l'eau contient des sels terreux, il se forme avec la graisse une combinaison insoluble, un savon calcaire, qui enveloppe la fibre organique, la durcit et diminue la saveur de la viande et du bouillon.

Il se passe une réaction analogue avec les légumes féculents, il se forme aussi un savon calcaire avec les huiles qu'ils contiennent toujours, et avec leurs substances glutineuses ou albuminoïdes.

Dans les infusions de café, de thé ou de plantes médicinales, le principe actif, le principe aromatique, réside dans des huiles volatiles très-instables, dont les éléments sont facilement dissociés par la chaux, alors non-seulement l'arôme est perdu, mais les propriétés disparaissent en même temps ou du moins sont bien affaiblies.

Les eaux calcaires ont une mauvaise influence dans la préparation des boissons fermentées, telles que la bière et le cidre. Dans certains pays on a dû renoncer à la fabrication de la bière, à cause de la trop grande crudité des eaux. Pour la fabrication du cidre, c'est une remarque ancienne et répandue que l'usage de l'eau de puits est très-défavorable, qu'elle ne donne qu'une boisson dépourvue de force et de goût, que l'eau de rivière est meilleure, ainsi que l'eau de pluie et même de mare, de bonne qualité bien entendu.

Les sels calcaires ont une action nécessairement très-complexe en présence des produits formés au sein d'une fermentation de graines ou de fruits, ils décomposent une partie des acides organiques combinés, affaiblissent la transformation des substances fermentescibles, car les matières glutineuses et albuminoïdes, éléments du ferment, sont rendues plus fixes par leurs combinaisons avec les sels calcaires.

Tel est le rôle principal des eaux crues dans les boissons fermentées, elles entravent la fermentation et décomposent une partie des éléments utiles.

Les eaux de mare ont des propriétés différentes, qui dérivent de leur origine. On y trouve peu de sels de chaux ou de magnésie, mais beaucoup de principes végétaux et animaux. Une partie est à l'état de suspension dans le liquide et une partie en dissolution, l'une et l'autre sont sollicitées à une décomposition putride et ammoniacale. Les eaux de mare, de bonne condition ordinaire, contiennent peu d'ammoniaque libre, malgré l'abondance des déjections animales, mais on y trouve facilement du carbonate d'ammoniaque, et dans la vase de l'acide carbonique et de l'hydrogène carboné en abondance. Celles qui sont profondément corrompues engendrent des gaz délétères, comme l'hydrogène sulfuré, et constituent des foyers pestilentiels très-pernicieux.

Le renouvellement, l'agitation, l'action de l'air et du soleil ralentissent le travail de décomposition des eaux stagnantes, et ces eaux ainsi conservées rendent de grands services dans les pays de plaine, elles servent particulièrement à abreuver les bestiaux qui, loin d'en être incommodés, les préfèrent à toute autre.

On peut clarifier et purifier les eaux troublées et colorées par les matières minérales et organiques en employant une petite quantité d'alun. Un gramme d'alun en poudre répandu à la surface de 5 litres d'eau de mare ou de toute eau limoneuse, entraîne instantanément toutes les matières en suspension et une partie de celles qui sont dissoutes sous forme de larges flocons ; cette dose d'alun est entièrement transformée en un produit insoluble, il n'en reste aucune trace dans le liquide. Un kilogramme d'alun à 40 centimes suffit donc pour rendre 50 hectolitres d'eau trouble et impure propre à beaucoup d'usages.

La qualité de l'eau importe spécialement dans la fabrication des savons, le dégraissage des laines, le blanchissage du linge, la teinture des fils ou tissus et beaucoup d'autres industries où l'eau intervient.

Ainsi les sels calcaires forment avec le suint, dans la laine brute, avec les huiles ajoutées, dans les laines ouvrées, des savons insolubles qui adhèrent aux filaments et empêchent l'action dissolvante du savon ou des alca'is. Non-seulement il y a perte d'une première quantité de savon, de potasse ou de soude, pour neutraliser les sels de l'eau, mais une deuxième perte a lieu pour éliminer le savon insoluble, et encore, les résultats sont moins parfaits que si l'on s'était servi d'eau beaucoup plus pure.

C'est particulièrement pour apprécier la perte du savon dans l'emploi des différentes espèces d'eau, que la méthode hydro-timétrique, dont nous parlons plus loin, présente toute sa valeur et toute sa précision. Ainsi, quand on dit que l'eau de la Brêche marque 20 degrés hydrotimétriques, l'eau de puits 80 degrés, l'eau de citerne 5 degrés, cela signifie, qu'avant de produire aucun effet utile, il faut perdre, par litre d'eau, 20 décigrammes, 80 décigrammes, 5 décigrammes de savon ; ou bien, par mètre cube, 2 kilog., 8 kilog., ou seulement 1/2 kilog.

Ces chiffres se rapportent à du savon de Marseille sec, ils seraient beaucoup plus élevés pour les autres espèces de savon.

Dans les opérations de teinture et d'impression, la qualité des eaux influe beaucoup sur le résultat, tantôt en bien, tantôt en mal. Les sels de chaux et de magnésie décomposent les mordants qui sont le plus souvent des sels à base d'alumine, ils précipitent la matière tinctoriale en formant des laques insolubles, quelquefois aussi ils avivent les couleurs.

Nous ne dirons qu'un mot des effets des eaux crues sur les chaudières à vapeur ; les incrustations dépendent plus de la nature des sels précipités que de leurs proportions. Généralement, les eaux séléniteuses déterminent des dépôts plus adhérents et plus nuisibles que les eaux simplement carbonatées.

Contrairement aux autres industries, l'agriculture trouve son profit à employer des eaux saturées de matières étrangères, minérales ou organiques.

Les plantes, suivant leur nature, ont besoin de trouver dans le sol, les engrais ou les irrigations des éléments prédominants ;

indiquer les matériaux particulièrement utiles au parfait développement d'une plante nous mènerait trop loin, nous voulons seulement faire sentir combien la connaissance des eaux dont un cultivateur dispose peut influer sur ses méthodes de culture, sur la composition des prairies naturelles ou artificielles.

Les villes qui possèdent des industries variées ont plus encore que les autres localités un grand intérêt à connaître la composition de leurs eaux. C'est pourquoi les administrations municipales se préoccupent de distribuer des eaux qui correspondent au plus grand nombre de besoins. Elles ont souvent hésité entre le choix des eaux de source et des eaux de rivière.

Quand on a sous la main des eaux d'origines diverses, dont le degré hydrotimétrique diffère sensiblement, il faut opter pour celles qui marquent le degré le moins élevé, sinon les eaux de source devront avoir la préférence.

Indépendamment de leurs qualités particulières, elles n'ont pas besoin de filtration. Quelles que soient les matières organiques que les eaux pluviales aient pu dissoudre en tombant sur la terre, la craie, le gypse et l'argile les en ont dépouillées au moyen de leurs alcalis, à mesure qu'elles pénétraient dans les couches profondes.

La filtration naturelle est bien plus efficace que la filtration artificielle à travers des matériaux inertes, comme les cailloux, les graviers, les sables, qui doivent donner passage à des masses de liquide dans un temps relativement très-court.

Les eaux de source jouissent d'une température basse et uniforme, d'une limpidité parfaite et d'une pureté symbolique. C'est donc avec raison que dans tous les temps les hommes les ont recherchées et préférées.

Quelle que soit son apparence, l'eau de rivière contient toujours des détritus divers amenés par les pluies ou les industries riveraines, elle doit donc être toujours épurée par des filtres puissants. Cette opération la débarrassera des matières en suspension dans le liquide, mais non de celles qui sont dissoutes. Elle diminuera, mais ne supprimera pas la tendance à la décomposition.

Le repos, une température tant soit peu élevée, la présence de
l'air, provoquent dans les réservoirs souterrains une fermentation putride et un développement d'animalcules microscopiques
et même visibles à l'œil nu. Ces effets sont encore plus marqués
dans les réservoirs élevés au-dessus du sol. Ils ont été signalés
dans ces dernières années à Paris et à Londres à l'époque
des grandes chaleurs. Malgré une consommation et un renouvellement qui étaient à leur maximum, on a cependant trouvé l'eau
altérée dans plusieurs réservoirs. Elle recélait des myriades de
petits animalcules, elle était tout à fait impropre à l'usage des
besoins domestiques. L'altération de l'eau se fait dans des
circonstances propices avec une rapidité extraordinaire ; il suffit
qu'il reste dans les réservoirs un peu de vase, elle agira comme
un ferment, ou une semence des plus énergiques pour dévelop-
per la fermentation putride et corrompre de grandes masses
d'eau.

Ainsi, quand pour la régularité du service ou des besoins
imprévus, on croit devoir établir des réservoirs d'eau, il faut
les disposer de manière à ce que la masse de liquide soit sans
cesse agitée par l'eau qui arrive et par celle qui s'échappe,
qu'ils puissent être facilement et fréquemment nettoyés à fond,
pendant l'été surtout. Ce sont des exigences impérieuses de
l'hygiène et de la salubrité publique.

Nous avons essayé de faire ressortir combien il serait désirable
et utile, dans chaque localité, de connaître la composition des
eaux. L'analyse quantitative et qualitative, selon les méthodes
ordinaires de la chimie, est beaucoup plus incomplète qu'on
ne le croit généralement. Elle fait connaître les éléments qui
entrent dans la composition de l'eau, mais ne précise pas le
groupement de ces éléments, et ce serait une chose très-im-
portante.

Les résultats qualitatifs surtout varient souvent entre les mains
de chimistes également habiles, quand ils opèrent sur des quantités différentes de matière. Par exemple, si l'on agit sur un
mètre cube d'eau au lieu d'agir sur un litre, on pourra déter-

miner la nature d'éléments qui n'avaient pour ainsi dire été qu'entrevus, et dans bien des cas ce sont ces éléments qui sont les plus importants dans les fonctions assimilatrices des végétaux et des animaux, et dans certaines opérations de l'industrie.

Le peu d'avantages immédiats que les chimistes retirent de ces sortes de travaux les leur ont fait un peu négliger.

Le docteur Clarke a imaginé en Angleterre une méthode d'analyse rapide qui consiste dans l'application raisonnée de cette propriété connue de tout le monde, que l'eau dissout d'autant mieux le savon qu'elle est plus pure. Il prépara une solution hydro-alcoolique de savon dans des proportions telles qu'une quantité déterminée de sa liqueur pouvait décomposer, neutraliser une quantité également déterminée d'un sel de chaux dans un litre d'eau distillée. Son degré de Hardness correspond à $1°,4$ degrés hydrotimétriques. MM. Boutron et Boudet ont perfectionné, étendu et vulgarisé en France la méthode anglaise sous le nom d'hydrotimétrie; elle est aujourd'hui d'un usage fréquent entre les mains des ingénieurs, des chimistes, des hydrologues. Nous renvoyons à l'ouvrage de MM. Boutron et Boudet pour les manipulations dont l'explication serait ici un peu trop étendue. Nous indiquerons seulement en quelques mots sa portée :

Elle accuse, avec une suffisante précision, les proportions d'acide carbonique libre, de carbonates, sulfates et chlorures de chaux et de magnésie, et mieux que l'analyse élémentaire, les faibles variations que les eaux peuvent présenter, mais elle ne donne pas de renseignements sur les matières organiques, sur la potasse, la soude, l'alumine, la silice, le fer, non plus que sur les phosphates, toutes substances qui existent dans les eaux de source et de rivière, en quantité relativement très-faible, susceptibles cependant d'être reconnues et appréciées, après condensation, par des réactifs titrés et le calcul des équivalents chimiques. Ces moyens nous ont servi de contrôle dans plusieurs parties de nos analyses hydrotimétriques.

*Nomenclature des eaux essayées, avec indication de leur origine et la date des opérations.*

| | Degrés hydrotim. tr..ques. |
|---|---|
| Eau distillée rectifiée . . . . . . . . . . . . . . . . . | 0° |
| *id.* ordinaire de. . . . . . . . . . | 1°,08 à 2°,15 |
| Eau de pluie, en mars 1863. . . . . . . . . . . . . | 1°,75 |
| *id.* en avril. . . . . . . . . . . . . . | 1°,50 |
| *id.* en juin . . . . . . . . . . . . . . . | 1°,80 |
| *id.* en août. . . . . . . . . . . . . . . | 1°,35 |
| Eau de mare en pays de plaine, 1er juillet. . . . . . . | 19° |
| *id.* de la Brêche, à Clermont, au pont de la route d'Amiens, en avril. . . . . . . . . . . . . | 20° |
| *id.* en juin . . . . . . . . . . . . . . . . , . | 22° |
| *id.* du Thérain, au pont de Mouy, en mai. . . . . . . | 20°,50 |
| *id.* de l'Oise, au pont de Creil, en juin. . . . . . . . | 20°,50 |
| *id.* de la Béronnelle, à sa source, à Fitz-James, en mai. | 21°,50 |
| *id.* à Liancourt, en juin. . . . . . . | 22° |
| *id.* de la fontaine St-Arnoult, à Breuil-le-Sec, en mai. | 22° |
| *id.* de l'Arrée, à l'Etang-de-Crécy, en juin . . . . . . | 22°,50 |
| *id.* à sa source, à St-Just, en juin. . . . . | 24° |
| *id.* d'une fontaine à Agnetz, versant ouest, juin . . . . | 23°,50 |
| *id.* versant est. . . . . . . . | 27° |
| *id* d'une source au Petit-Fitz-James, près le moulin, en juin. . . . . . . . . . . . . . . . . . . . . | 24° |
| *id.* de la Garde, au pont de la route d'Amiens, en avril . . . . . . . . . . . . . . . . . . . . . | 24° |
| en juin. . . . . . . . . . . . . . . . . . . . | 26° |
| à sa source, à Boulincourt, en juin. . . . . . | 27° |
| *id.* d'une fontaine à Fay, en mai. . . . . . . . . . | 25° |
| *id.* d'une source au marais de Rotheleux, en juin. . . | 25° |
| *id.* de puits, près le gros tilleul, à Clermont, en avril. . | 26°,50 |
| *id.* *id.* *id.* en juin . . | 29° |
| *id.* d'une fontaine chez M. Morgan, à Béthencourtel, en juin. . . . . . . . . . . . . . . . . . | 27° |

Degrés
hydrotimétriques.

Eau de la fontaine de la rue des Fontaines, à Clermont,
en mai. . . . . . . . . . . . . . . . . . . . . 32°

*id.* d'un puits, rue Neuve-de-Béthencourtel, en juillet. 33°

*id.* d'une fontaine à Cannettecourt, chemin de Neuilly,
en juin. . . . . . . . . . . . . . . . . . . . 37°

*id.* d'un puits chez M. Morgan, à Béthencourtel, en juin. 41°

*id.* de la fontaine du Pont-de-Pierre, à Clermont, en
avril. . . . . . . . . . . . . . . . . . . . . 50°

*id.* des puits supérieur et inférieur, place de l'Hôtel-
de-Ville, en juin. . . . . . . . . . . . . . . 58°

*id.* de puits, place des Noyers, en juillet . . . . . . . 60°

*id.* de puits, rue de Paris, en avril. . . . . . . . . . 83°

*id.* de puits, rue des Fontaines, en juin . . . . . . . 93°

*id.* du puits de fer, en juillet. . . . . . . . . . . . 94°

*id.* de puits, rue de Mouy, en juillet . . . . . . . . 96°

*id.* de puits, rue d'Amiens, près la place St-André,
en juin. . . . . . . . . . . . . . . . . . . 102°

Une erreur d'un quart de degré et même d'un demi-degré
est possible; l'appréciation rigoureuse des eaux distillées ou de
pluie est donc difficile à cause de leurs faibles différences. Nous
avons tourné la difficulté en étendant de six fois son volume
notre liqueur d'épreuve, et, après correction, nous avons ob-
tenu les premiers degrés ci-dessus.

Nous ajouterons comme renseignements les chiffres suivants,
empruntés aux travaux de MM. Belgrand, ingénieur; Boudet et
Boutron, chimistes :

Eau de neige à Paris, en décembre 1854 . . . . . . . 2°,50

*id.* de pluie   *id.*     *id.*      . . . . . . . 3°,50

*id.* de l'Allier, à Moulins, en mars 1855 . . . . . . . 3°,50

*id.* de la Garonne, à Toulouse,   *id.*   . . . . . . . 5°

*id.* du puits artésien de Grenelle, en février 1855. . . 9°

*id.*     *id.*     de Passy, en novembre 1861 . . 11°

*id.* de la Seine, en 1855, de . . . . . . . . . . . . 15° à 23°

*id.* de l'Oise, à Pontoise, en février 1855. . . . . . . 21°

Eau de l'Escaut, à Valenciennes, en avril 1855 . . . . . 24°
*id.* du canal de l'Ourcq, en février 1855 . . . . . . . 30°
*id.* des puits de la banlieue de Paris, de . . . . . . .72°à155°

Dans le tableau ci-après, nous donnons la nature et les proportions des substances prédominantes trouvées dans un litre des eaux que nous avons analysées.

| DÉSIGNATION DES EAUX. | Acide carbonique libre en centimètres cubes. | Carbonate de chaux en milligrammes | Sulfate de chaux et de magnésie en milligrammes. | Carbonate de magnésie en milligrammes. | Chlorure de chaux et de magnésie en milligrammes. |
|---|---|---|---|---|---|
| La Brèche. . . . . . . | 11 | 103 | 0 | 55 | 12 |
| La Garde . . . . . . . | 7 | 129 | 0 | 90 | 13 |
| La Béronnelle à sa source | 9 | 125 | 0 | 40 | 14 |
| *id.* à Liancourt | 5 | 155 | 0 | 42 | 15,50 |
| L'Oise. . . . . . . . | 7,50 | 113 | 0 | 65 | 15 |
| Le Thérain . . . . . . | 8 | 125 | 0 | 32 | 16 |
| L'Arrée . . . . . . . | 10 | 170 | 0 | 35 | 22 |
| Fontaine de la rue des Fontaines. . . . . | 15 | 125 | 80 | 55 | 35 |
| Fontaine du Pont-de-Pierre. . . . . . . | 35 | 125 | 140 | 60 | 110 |
| Puits rue de Paris. . . | 30 | 290 | 250 | 70 | 18 ) |
| *id.* rue d'Amiens . . | 50 | 155 | 380 | 120 | 350 |

Remarquons que la somme des quantités pondérables de matières solides contenues dans un litre d'eau, en centigrammes, correspond, à une ou deux unités près, au degré hydrotimétrique de cette eau. Ainsi le degré a la double propriété de représenter en centigrammes le poids des sels terreux, et en décigrammes le poids du savon nécessaire pour les neutraliser.

Aux eaux désignées ci-dessus qui ne renferment pas de sulfates, ou du moins ne précipitent pas par les sels solubles de baryte, nous ajouterons les eaux de pluie, de mare, des sources de St-Arnould, de l'Arrée, d'Agnetz, de Fitz-James, de Fay et de la Garde.

La congélation et l'ébullition sont deux moyens d'éliminer les sels contenus dans les eaux ; ils sont applicables à toutes, quelle que soit leur composition. La congélation surtout est efficace quand elle ne solidifie qu'une partie de l'eau soumise à son action. Ainsi l'eau de mer est totalement dépouillée de ses matières salines, les eaux minérales impropres aux usages domestiques peuvent être employées après leur congélation, la partie restée liquide contient la totalité des principes minéralisateurs, sans modifications sensibles, et constitue alors de l'eau minérale condensée, d'un transport économique.

La glace de nos rivières ou pièces d'eau donne de l'eau aussi pure que l'eau distillée ordinaire.

L'ébullition produit une épuration plus limitée, elle ne porte guère que sur l'élimination de l'acide carbonique et du carbonate de chaux, à deux ou trois centigrammes près par litre. L'eau est réduite à un degré hydrotimétrique d'autant plus bas que les proportions de carbonate de chaux sont plus élevées. D'après le tableau ci-dessous, on voit que la réduction a lieu dans la proportion du tiers au sixième. Les eaux qui contiennent du sulfate de chaux peuvent être adoucies par l'addition de carbonate de soude à la dose de deux centigrammes par litre d'eau, et par degré hydrotimétrique après ébullition. Ainsi, l'eau de la fontaine du Pont-de-Pierre, qui marque 34° après son ébullition, exige 68 centigrammes de carbonate de soude pour transformer la totalité des sulfates terreux en sulfates alcalins généralement moins nuisibles. C'est une dépense de 3 cent. 7/10e pour un hectolitre de cette eau, le carbonate de soude cristalisé valant 40 c. le kilogramme.

L'oxolate d'ammoniaque, le nitrate de baryte, le nitrate d'argent et le phosphate d'ammoniaque peuvent précipiter tous les sels de chaux, de magnésie et les chlorures, mais ils apportent des substances nouvelles toujours nuisibles dans les usages domestiques et industriels ; nous ne les conseillons donc pas, nous ne faisons que les mentionner.

Toutes les eaux douces ordinaires donnent de la glace égalementment pure par la congélation, il n'y a pas lieu d'en faire une nomenclature ; mais l'ébullition, en n'éliminant que le carbonate de chaux, abaisse seulement le degré hydrotimétrique, et ce, dans des proportions variables comme le font voir les chiffres ci-après :

| | Degrés hydrotim.triques avant l'ébullition. | Degrés hydrotimétriques après l'ébullition. |
|---|---|---|
| Eau de l'Arrée, à l'Etang de Crécy. . . | 22°,50 | 7° |
| id. de Saint-Arnould. . . . . . . . | 22° | 7°,50 |
| id. du Thérain . . . . . . . . . . . | 20°,50 | 7°,60 |
| id. de la Béronnelle, à sa source. . . | 21°,50 | 7°,80 |
| id. de l'Arrée à sa source. . . . . . | 24° | 8°,50 |
| id. de la Béronnelle, à Liancourt. . . | 22° | 9° |
| id. de la Brèche . . . . . . . . . . | 20° | 10° |
| id. de Fay . . . . . . . . . . . . | 25° | 10° |
| id. de l'Oise . . . . . . . . . . . | 20°,50 | 11° |
| id. de mare. . . . . . . . . . . . | 19• | 11°,50 |
| id. de la Garde, à sa source . . . . . | 27° | 12°,50 |
| id. id. route d'Amiens . . . . | 24° | 13° |
| id. de source, à Agnetz (ouest) . . . . | 23° | 13° |
| id. (est) . . . . . | 27° | 13° |
| id. de source, à Fitz-James. . . . . . | 24° | 14° |
| id. à Rotheleux . . . . . . | 25° | 15° |
| id. à Béthencourtel . . . . | 27° | 18° |
| id. à Clermont, ruc des Fontaines. . . . . . . | 32° | 19° |
| id. à Cannettecourt . . . . | 37° | 20° |
| id. de puits, rue Neuve-de-Béthen-courtel . . . . . . . . . . . | 33° | 20° |
| id. de puits, à Clermont, au gros Tilleul. | 29° | 24° |
| id. de puits, à Béthencourtel . . . . | 41° | 25° |
| id. de la fontaine du Pont-de-Pierre . | 50° | 34° |
| id. du puits supérieur, place de l'Hôtel-de-Ville . . . . . . . . . . | 58° | 36° |
| id. du puits inférieur, place de l'Hôtel-de-Ville . . . . . . . . . | 58° | 46° |

| | Degrés hydrotimétriques avant l'ébullition. | Degrés hydrotimétriques après l'ébullition. |
|---|---|---|
| Eau de puits, rue de Paris. . . . . . . | 83° | 47° |
| *id.* place des Noyers . . . . | 60° | 49° |
| *id.* rue de Mouy. . . . . . . | 96° | 66° |
| *id.* rue des Fontaines. . . . | 93° | 74° |
| *id.* du puits de fer . . . . . . . . . . | 94° | 76° |
| *id.* de puits, rue d'Amiens . . . . . . | 102° | 86° |

Des causes diverses peuvent influer sur la composition des eaux de source et de rivière, telles que les saisons, les pluies, la température. Nous manquons de renseignements sur leurs variations, mais comme nos observations ont été faites au printemps et au commencement de l'été, nous pensons que les chiffres que nous avons trouvés représentent une moyenne.

La sécheresse prolongée de l'été ne tarit pas la plupart des sources à leur point d'émergence, mais elle en diminue le débit. D'un autre côté, les riverains établissent de nombreux barrages pour les irrigations et les lavoirs. De sorte que les petits ruisseaux qui leur doivent naissance ne suffisent plus aux besoins.

Le ru de la Garde se trouve dans ces conditions : composé des petites sources de Boulincourt et d'Agnetz, il subit maintes retenues, ne passe à la route d'Amiens que sous forme d'un mince filet, et encore d'une manière intermittente. Nous pensons qu'il faudra beaucoup de surveillance dans l'emménagement des sources pour pouvoir alimenter régulièrement la prise d'eau destinée à la ville. Il eût été peut-être plus sûr de prendre à la Brèche trois mille hectolitres d'eau par jour, c'eût été une quantité largement suffisante pour le service de la voie publique et des particuliers, sans préjudice sensible pour le moulin en aval. Nous estimons que trois mille hectolitres d'eau, avec une chute de un mètre et une roue ordinaire utilisant le tiers de la force théorique, représentent un sixième de force de cheval-vapeur.

La Brèche, par son abondance, son titre hydrotimétrique et

sa proximité, paraît très-propre à l'alimentation de la ville. Peut-être dans l'avenir y aura-t-on recours.

La source de la Béronnelle est la plus puissante de celles que nous connaissons dans les environs. Nous n'avons pas été à même d'en jauger le débit, mais nous l'estimons au moins cinq fois supérieur à celui de la fontaine de la ville, qui est de 374 hectolitres en vingt-quatre heures (mars 1863); c'est donc une source précieuse par son abondance et sa qualité. Le plateau qui lui fournit ses eaux est composé d'une couche de terre végétale très-mince et caillouteuse, à laquelle succède une couche épaisse de craie. C'est dans les stratifications de la craie dure que les eaux se rassemblent pour sourdre par plusieurs orifices au pied d'un petit coteau. Comme nous l'avons déjà vu, les eaux de la Béronnelle contiennent particulièrement du carbonate de chaux, la magnésie et les chlorures y sont en faibles proportions, on n'y constate pas de sulfates, et comme la matière organique y manque également, elles possèdent toutes les qualités des meilleures eaux de rivière qui nous environnent, et, mieux qu'elles, elles ne sont atteintes d'aucune souillure.

Si cette source pouvait être acquise par la ville, elle satisferait à toutes les exigences de l'hygiène, de l'économie domestique et des arts industriels.

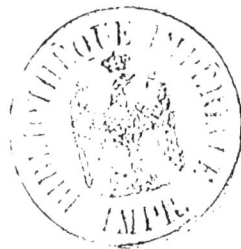

Clermont (Oise). — Imprimerie de CHARLES HUET.

www.ingramcontent.com/pod-product-compliance
Lightning Source LLC
Chambersburg PA
CBHW060522200326
41520CB00017B/5111